„Ich hab's im Kopf, aber ich komm' nicht drauf"

Ein Demenzratgeber für Betroffene, Angehörige und Außenstehende, der Hoffnung gibt

Wie Sie die Krankheit erkennen, verstehen und seelischen Beistand leisten können bei Alzheimer und Demenz

Julia Sommerfeld

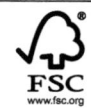

INHALT

Das erwartet Sie in diesem Buch

Begriffe wie Demenz und Alzheimer sind in unserer heutigen Gesellschaft nicht mehr wegzudenken. Immer wieder lesen, hören oder sehen wir Artikel und Beiträge darüber. Laut Wissenschaftlern könnte das an der steigenden Lebenserwartung der Menschen liegen. Warum könnte? Weil es bis heute zwar viele wissenschaftliche Erkenntnisse gibt, aber vollkommen erforscht ist die Krankheit bislang nicht.

Im täglichen Leben passieren jedem von uns doch immer wieder kleine Missgeschicke. Ein

Beispiel gefällig? Ihnen fällt ein Stift aus der Hand. Eine ganz natürliche Handlung ist es, diesen wieder aufzuheben. Doch was, wenn Sie das plötzlich nicht mehr können? Wenn Ihre Hände und Ihr Kopf nicht mehr miteinander kommunizieren? Sie sind machtlos. Kennen Sie auch diese Situation? Sie gehen in einen Raum, um etwas zu erledigen, und plötzlich stehen Sie da und wissen nicht mehr, was Sie wollten? Wie fühlen Sie sich? Hilflos?

Wer die „Unendliche Geschichte" von Michael Ende kennt, der kann das voranschreitende Vergessen im Verlaufe dieser Krankheit, den geistigen Verfall, sehr gut mit dem Ausbreiten des „Nichts" in der Erzählung vergleichen. Die dunklen Wolken breiten sich immer weiter aus, wie in Fantasien, so auch im Kopf. Sie übernehmen die Kontrolle über alles, was war, was ist und was sein wird. Was bleibt, ist eine Leere, in der wir uns als gesunde Menschen wohl kaum hineinversetzen können.

Ich möchte mit diesem Buch Betroffenen, Angehörigen sowie allen Interessierten einen kleinen Einblick in die Welt der Demenz, speziell der Demenzform Alzheimer, geben. Es wird Ihnen die Krankheit in einfacher Weise nahebringen und soll Ihnen ein Gefühl für diese Krankheit vermitteln. Ich möchte Ihnen Wege aufzeigen, um besser damit

umgehen zu können und Verständnis für die Betroffenen zu entwickeln. Lernen Sie, das Verhalten
erkrankter Menschen zu verstehen und helfen Sie
Ihnen somit auf diesem doch so schwierigen Weg.
Natürlich darf auch ein wenig theoretisches Wissen
nicht fehlen, um diese heimtückische Krankheit,
wenn auch nur ansatzweise, zu verstehen.

JULIA SOMMERFELD

Eine Krankheit im Überblick

WAS IST DEMENZ UND WELCHE FORMEN GIBT ES?

Eine der häufigsten Krankheitssyndrome im Alter ist heutzutage wohl die Demenz. Aktuell geht man von ca. 1,7 Millionen Demenzpatienten allein in Deutschland aus. Die Alzheimer's Disease International, kurz ADI, veröffentlicht in ihrem einmal im Jahr erscheinenden Bericht über die aktuelle Situation Fakten und Zahlen. Die ADI geht zur jetzigen Zeit von ca. 46,8 Millionen an Demenz erkrankten Menschen auf der ganzen Welt aus. In den kommenden Jahren ist mit einem weiteren Anstieg an Erkrankten zu rechnen. Die im Jahre 1984 gegründete ADI gilt als Dachorganisation von mehr als 100 Vereinigungen weltweit, die sich für die Bekämpfung dieser Erkrankung einsetzen, informieren und Betroffene unterstützen.

Demenz ist eine Ableitung der lateinischen Wörter „dementia" bzw. „demens". Dementia bedeutet übersetzt so viel wie „ohne Geist" bzw. „ohne Vernunft". Abgeleitet von demens, „de = weg von" und „mens = geist" bedeutet dies wiederum „weg vom Geist".

Die Herleitung des Namens beinhaltet bereits die Grundaussage dieser Krankheit: Eine zunehmende Verschlechterung des Geisteszustandes der Betroffenen mit weitreichenden Folgen auch für den körperlichen Zustand und die damit verbunden Aktivitäten des täglichen Lebens sowie der eigenen Persönlichkeit.

Demenz ist ein Oberbergriff für verschiedene Demenzformen, die in über 50 unterschiedlichen Krankheiten zusammengefasst werden können. Eine erste grobe Unterteilung kann in die primäre und die sekundäre Demenz vorgenommen werden. Alle Demenzformen unterscheiden sich aber hinsichtlich ihrer Ursachen, den einzelnen auftretenden Symptomen und dem allgemeinen Verlauf. Auch die Geschwindigkeit, mit der sich der Allgemeinzustand verschlechtert, variiert von Patient zu Patient.

Die primäre Demenz ist die am häufigsten auftretende Variante und bis heute nicht heilbar. Sie
nennt sich daher auch irreversible Demenz. Als Ursache wird hier das Absterben von Nervenzellen,
auch Neuronen genannt, im Gehirn gesehen. Es ist
also eine direkte Erkrankung unseres Gehirns. Der
genaue Grund ist bis heute noch unbekannt. Unter
die primäre Demenz fallen unter anderem die Alzheimer-Erkrankung mit ca. 60 - 80 % Anteil, die vaskuläre Demenz (Multiinfarktdemenz), die Fronto-
temporale und die Lewy-Körperchen-Demenz. Nä-
heres zu einigen der genannten Formen werden Sie
hier später noch erfahren.

Die sekundäre Demenz, auch reversible Demenz
genannt, beinhaltet dementielle Erkrankungen, die
auf verschiedenste Vorerkrankungen zurückzu-
schließen sind. Die Ursachen können Medikamente,
Alkoholsucht, Depressionen, Schilddrüsen- bzw.
Stoffwechselerkrankungen, Parkinson, Epilepsie,
Mangelzustände, Infektionen, Intoxikationen, Verletzungen und viele mehr sein. Der Anteil der sekun-
dären Demenz liegt lediglich bei ca. 10 %. Erkrankungen dieser Form sind bei adäquater Behandlung
teilweise gut heilbar.

Auch Mischformen der unterschiedlichen Demenzen sind möglich. Von daher ist die Zuordnung

der einzelnen dementiellen Symptome nicht ganz so einfach. Scheinbar erkranken Frauen aber viel häufiger an der Alzheimer-Demenz als Männer. Dies könnte aber auch ein Trugschluss sein, da Frauen eine höhere Lebenserwartung haben. Diese These wird noch diskutiert und ist bis dato nicht wirklich bestätigt oder dementiert worden. Auch hormonelle und genetische Gründe werden in Erwägung gezogen. Allerdings ist aktuell davon auszugehen, dass lediglich 1 % der Alzheimerfälle auf erbliche Faktoren zurückzuführen ist.

Zusammenfassung:

- Demenz = Krankheitsbild mit Nachlassen des Geisteszustandes
- Primäre Demenzform = irreversible Demenz = nicht heilbar
- Sekunde Demenzform = reversible Demenz = gut heilbar
- ca. 1,7 Millionen Patienten in Deutschland
- ca. 46,8 Millionen Patienten weltweit

ALOIS ALZHEIMER UND AUGUSTE DETER

Die Krankheit Alzheimer selbst wurde bereits im Jahr 1906 von Dr. Alois Alzheimer entdeckt, aber erst später nach ihm benannt. Alois Alzheimer wurde am 14.06.1864 in der unterfränkischen Stadt Marktbreit geboren. Der junge Alois studierte Medizin an den Universitäten Würzburg und Tübingen. Alois Alzheimer spezialisierte sich in den Gebieten der Psychologie und Neuropathologie. Im Alter von 24 Jahren trat er dann eine Stelle in Frankfurt am Main an der „Städtischen Anstalt für Irre und Epileptische" als Assistenzarzt an. Hier lernte er seine Patientin Auguste Deter kennen. Doch wer war seine Patientin?

Als Johanna Auguste Caroline Hochmann wurde sie am 16.05.1850 in Kassel geboren und war wohl der erste Mensch, bei dem die Alzheimer-Krankheit diagnostiziert wurde. Am 01.05.1873 heiratete Auguste Carl August Wilhelm Deter. Zusammen bekamen die beiden eine Tochter. Bereits in den späten 1890-er Jahren zeigte Auguste erste Anzeichen einer dementiellen Erkrankung. Sie litt anfangs an Gedächtnisaussetzern, später dann auch an Erinnerungsschwund, an Wahnvorstellungen und Schlafstörungen. Frau Deter verteilte Zettel und Papier im gesamten Haus oder schrie grundlos und stundenlang mitten in der Nacht. Der Ehemann von Auguste war vom Beruf Eisenbahner und somit wenig zu Hause. Da er seiner Gattin keine entsprechende Versorgung und Betreuung bieten konnte, brachte er sie schweren Herzens am 25.11.1901 nach Frankfurt am Main in die „Städtischen Anstalt für Irre und Epileptische". Die 51-Jährige wurde in dieser Klinik dann von Dr. Alois Alzheimer gründlich untersucht und behandelt.

In diversen Untersuchungen stellte Dr. Alois Alzheimer seiner Patientin Fragen und testete ihr Erinnerungsvermögen. Beispielsweise stellte der Doktor ihr folgende Fragen: „Wie heißen Sie?", „Familienname?" oder „Wie heißt Ihr Mann?". Immer wieder antwortete Frau Deter mit der Angabe „Auguste". In einem Schreibtest sollte die Dame ihren Namen notieren, was ihr aber nicht gelang, und sie vergaß wieder, welche Aufgabe ihr überhaupt gestellt wurde. Anstatt eine Fünf zu notieren, schrieb Auguste „Eine Frau". Für die Zahl Acht schrieb sie ihren Namen auf das Papier. Augustes Aussage: „Ich habe mich selbst verloren", lässt tief in das Innere dieser Frau und somit in die Gefühlswelt eines dementiell erkrankten Menschen blicken. In der damaligen Zeit wurde die Erkrankung noch als

„Altersblödsinn" bezeichnet. In den 5 Jahren, die sie in der Frankfurter Anstalt verbrachte, verschlechterte sich ihr geistiger Zustand zunehmend, bis sie dann schließlich am 08.04.1906 im Alter von nur 55 Jahren verstarb.

Die letzten vier Lebensjahre von Auguste Deter hatte Dr. Alois Alzheimer nicht direkt miterlebt, da er bereits 1902 eine Stelle als Assistent in der Psychiatrischen Universität Heidelberg bei Professor Emil Kraepelin annahm. Mit ihm ging er ein Jahr später auch als Oberarzt nach München.

Doch selbst in München, als er vom Tode seiner ehemaligen Patientin hörte, ließ ihn die Krankengeschichte nicht los. Daraufhin beantragte er dann als ehemaliger behandelnder Arzt 1906 die Zusendung von Gewebeproben und der umfassenden Krankenakte Deters. Nach einer neuropathologischen Untersuchung von Auguste Deter konnte er erstmals Veränderungen im Gehirn seiner Patientin feststellen. Diese brachte er dann in Zusammenhang mit dem Krankheitsbild von Frau Deter. Durch seine pathologischen Untersuchungen konnte er als erster Mensch die sogenannten „Senile Plaques" und Neurofibrillenbündel im Nervensystem des Gehirns nachweisen, die heute noch als mögliche Auslöser der Krankheit gelten.

Die Ergebnisse seiner Forschung stellte Dr. Alois Alzheimer noch im Jahr der Entdeckung bei einer Versammlung der Südwestdeutschen Irrenärzte vor. In Tübingen, wo dieses Treffen stattfand, wurde er aber vorerst nicht ernst genommen. Damals ging man noch davon aus, dass die Ursache von „Altersblödsinn" ausschließlich auf einen unzüchtigen Lebenswandel der Patienten zurückzuführen wäre. Erst Dr. Emil Kraepelin, mit dem Dr. Alzheimer in Heidelberg und München zusammengearbeitet hatte, übernahm als erster Alzheimers Aufzeichnungen in die medizinischen Lehrbücher und benannte die Krankengeschichte als „Alzheimersche Krankheit". 1911 veröffentlichte Dr. Alois Alzheimer dann eine Schrift mit dem Titel „Über eine eigenartige Erkrankung der Hirnrinde". 3 Jahre vor seinem Tod wechselte Dr. Alois Alzheimer nach Breslau an die Universität als Professor für Psychiatrie. Er verstarb bereits im Jahr 1915 mit gerade einmal 51 Jahren.

DAS GESUNDE GEHIRN

Neuronen sind die Datenübermittler in unseren Körper. Sie leiten Reize, die über die Sinnesorgane unseres Körpers aufgenommen werden, an unser Gehirn weiter. Wir Menschen besitzen 5 Sinnesorange für die direkte Reizaufnahme. Diese sind als größtes Organ die Haut, die Augen, die Ohren, der Mund und die Nase. Mit diesen Organen erfolgt die Reizaufnahme mittels Tasten, Sehen, Hören, Schmecken und Riechen. Durch elektrische Impulse und biochemische Reaktionen werden Informationen aufgenommen und weitergeleitet. Dadurch werden weitere Impulse ausgelöst, die die entsprechenden Reaktionen hervorrufen. Wenn wir uns zum Beispiel an einem heißen Topf verbrennen, wird durch aufsteigende Neuronen im Nervensystem ein Reiz ausgelöst. Absteigende Neuronen teilen dem Gehirn dann mit, die Hand vom Topf zu nehmen. Infolgedessen wird ein Reflex ausgelöst. Das Gehirn sagt den Muskeln, dass diese den Vorgang zur Entfernung der Hand vom Reizgeber veranlassen müssen. Das alles geschieht in nur wenigen Bruchteilen einer Sekunde.

Eine Nervenzelle besteht aus Dendriten, dem Zellkörper und dem Axon, das sehr lang werden kann und von Mikrotubuli durchzogen ist. Am Ende eines Axons befindet sich die Synapse, die die Verbindungen zwischen den einzelnen Nervenzellen bildet. Allein das menschliche Gehirn besitzt um die 100 Milliarden Nervenzellen und mehr als eine Trillion Synapsen. Würde man die Nervenbahnen in unserem Gehirn aneinanderlegen, käme man auf eine

Länge von 5,8 Millionen Kilometer. Der Zellkörper selbst ist die Schaltzentrale der Nervenzelle. Das Axon hingegen ist ein kabelähnlicher Anhang, den wir uns wie eine Art Datenkabel vorstellen können. Im Inneren dieses Kabels befinden sich viele kleine Adern, die Informationen weiterleiten. Die Dendriten gelten als Empfänger, die Synapsen als Sender dieser Informationen.

Die Dendriten, kleine zweigähnliche Gebilde mit unzähligen Verästelungen, nehmen durch elektrische Impulse mittels biochemischer Reaktionen Informationen außerhalb der Nervenzelle auf. Wie kleine siebartige Satellitenschüsseln kann man sich diese Gebilde vorstellen. Im eigentlichen Zellkörper wird diese Information dann verarbeitet und in Richtung Axon weitergeleitet. Den Übergang zwischen Zellkörper und Axon nennt man Axonhügel. Hier werden die übermittelten Reize vorerst in Form von elektrischer Spannung gespeichert.

Erst wenn eine ausreichende Konzentration, also ausreichend Spannung, an elektrischem Potenzial überschritten wird, werden die Daten über das Axon an die Synapsen weitergeleitet. Stellen Sie sich dies wie winzig kleine Stromstöße vor, die durch ein Strom- oder Datenkabel laufen. Um das Axon herum befindet sich eine Art Isolierung aus lipid-, also fettreichen Zellen. Diese tragen den Namen Schwannsche Zellen. Schwannschen Zellen bestehen aus Mylien, die das Axon spiralförmig umwickeln. Unterbrochen wird diese Isolierung in gleichbleibenden Abständen von den so genannten Ranvierschen Schnürringen. Je nach Größe der elektrischen Spannung wird die Information, die das Axon durchlaufen soll, über die Schnürringe weitergeleitet. Gleich so, als würde man von einem Stein zum nächsten springen.

Sind die Informationen durch das Axon bei der Synapse angekommen, erfolgt eine Umwandlung der elektrischen in biochemische Reize. Der dabei entstehende und freigesetzte Botenstoff wird als Neurotransmitter bezeichnet. Neurotransmitter sind Überträgerstoffe in der Nervenzelle. Ein recht bekannter Überträgerstoff ist beispielsweise Glutamat.

Die Neurotransmitter aktivieren weitere Synapsen und Dendriten, indem sie als synaptische Vesikel in die auf den Dendriten befindlichen synaptischen Spalten gestreut werden. Diese Spalten bilden die Rezeptoren der Dendriten und können, wenn die Neurotransmitter daran andocken, den Informationskanal öffnen. Der Reiz kann dann an die Ionenkanälchen der Dendriten weitergeleitet werden.

Dieses führt wiederum zu einer Änderung der Spannung, der Impuls wird weitergeleitet. An dieser Stelle wird aus der stattgefundenen biochemischen Reaktion abermals eine elektrische Reaktion. Dieser Vorgang wiederholt sich so lange, bis die gewünschte Handlung ausgeführt wurde.

Wie genau die Speicherung von Informationen in den Nervenzellen stattfindet, ist noch nicht bis zum Ende aufgeklärt. Forschungen am Institut für Zoologie der Technischen Universität Braunschweig haben aber interessante Ergebnisse zu Tage gebracht. Diese wurden im Jahre 2011 veröffentlicht. Prof. Martin Korte und sein Team haben bei ihren Untersuchungen herausgefunden, dass Daten in den Synapsen selbst gespeichert werden.

Die Synapsen verändern sich durch die Aufnahme der erhaltenen Informationen dauerhaft, um damit die Speicherung möglich zu machen. Damit bestimmte Dinge langfristig in unserem Kopf erhalten bleiben können, müssen die Informationen aber im Langzeitgedächtnis gespeichert werden. Sehr lange ging man davon aus, dass dieses Langzeitgedächtnis im Hippocampus sitzt. Doch Forschungen an Mäusen am Max-Planck-Institut für medizinische Forschung Heidelberg und der Universität Pablo de Olavide in Sevilla haben ein ganz anderes Ergebnis ergeben. Nach ihren Untersuchen und Tests schluss-folgerten die Forscher, dass die Großhirnrinde als mutmaßlicher Speicherort fungieren muss. Diese Entdeckung machten bereits 2012 die Herren Rolf Sprengel und Peter Seeburg. Ihre Entdeckung scheint damit bestätigt worden zu sein.

Zusammenfassung:
- Nervenzellen: Zellkörper, Dendriten, Axon mit Synapse
- Dendriten = Empfänger der Daten
- Zellkörper = Verarbeiter der Daten
- Axon = Datenautobahn der Neuronen
- Synapsen = Sender der Daten

WAS PASSIERT IM GEHIRN BEI ALZHEIMER?

In einem gesunden Gehirn kommunizieren alle Nervenzellen miteinander, wie auf einer großen netzartigen Datenautobahn. Stellen wir uns das Axon wir einen Brauseschlauch vor und die Synapsen und Dendriten sind wie Brauseköpfe. Bei der Alzheimer-Krankheit treten die beiden von Dr. Alois Alzheimer entdeckten Hirnschädigungen, Senile Plaques und Neurofibrillenbündel, immer gemeinsam auf. Diese entwickeln sich jedoch unabhängig voneinander bereits 10 - 20 Jahre vorher in gänzlich unterschiedlichen Hirnregionen. Doch was sind das für mysteriöse Erscheinungen?

Was sind Plaques und wie und wo entstehen Sie? Es gibt ein sogenanntes Amyloid-Vorläuferprotein, kurz APP, das auf ganz natürlicher Weise in unserem Körper vorkommt, und zwar in der Zellmembran der Nervenzellen. Das APP ist also ein Membran-Protein, das Hauptakteur bei der Synapsen-Bildung sein soll. Die eigentliche Funktion ist, wie zahlreiche andere Themen um diese Krankheit, immer noch nicht vollständig erforscht. Durch biochemische Reaktionen mittels Enzymen wird dieses APP gespalten und normalerweise auch wieder abgebaut. Das nach der Spaltung entstandene Protein nennt sich dann Beta-Amyloid. Bei Alzheimer-Patienten wird zu wenig Beta-Amyloid abgebaut.

Die vorhandenen Beta-Amyloid-Proteine sammeln sich an und verklumpen. An den Synapsen, bereits sinnbildlich mit einem Brausekopf verglichen, setzen sich diese Verklumpungen dann außerhalb der Nervenzellen als Senile Plaques fest. Bei einem Brausekopf wären es die Düsen, die verkalken können und somit kein Wasser mehr hindurch lassen. Bei Alzheimer-Patienten kann durch die Festsetzung der Plaques hier nun kein Datenaustausch zwischen den betroffenen Synapsen oder Dendriten und somit zwischen den einzelnen Nervenzellen mehr erfolgen. Anfangs findet man diese Ablagerungen nur im Isocortex, einem Teil der Großhirnrinde. Später dann auch im Hippocampus, von wo aus die Ausbreitung auf das gesamte Gehirn erfolgt.

Die zweite Veränderung, die sich darstellt, sind Neuro- oder Tau-Fibrillenbündel. Tau-Proteine sind wichtige Bestandteile im Inneren der Nervenzelle. Diese Proteine geben den Mikrotubuli, die das Axon durchziehen, ihre Stabilität. Mikrotubuli sind eine Art Adern, die als Transportwege für Nähr- und Botenstoffe sowie weitere wichtige Substanzen im gesamten Nervensystem dienen.

In den Nervenzellen von an Alzheimer erkrankten Menschen sind diese Tau-Proteine chemisch so verändert, dass sie den Mikrotubuli keine Stabilität mehr bieten können und sich in Form von Fasern, sogenannten Tau-Fibrillen, in den Nervenzellen anlagern. Die Mikrotubuli zerfallen, die Zellen sterben ab und die Verbindungen zwischen den einzelnen Nervenzellen gehen verloren. Damit ist eine Kommunikation zwischen den Zellen nicht mehr möglich. Die Tau-Fibrillenbündel entstehen im Hippocampus, dem Teil des Gehirns, der für die

Gedächtnisbildung und das Lernen zuständig ist. Von hier aus breiten diese sich dann weiter aus, das Gehirn beginnt, langsam zu schrumpfen.

Durch die Ablagerungen an den Synapsen und der Zerstörung der Nervenzelle an sich, wird der Datenaustausch im Gehirn und dadurch im gesamten Nervensystem nach und nach abgebaut. Jede Hirnregion übernimmt in unserem Körper eigene Aufgaben. Je nach Region der Hirnschädigung treten somit zu unterschiedlichen Zeiten, entsprechend dem Krankheitsfortschritt, unterschiedliche Fehlfunktionen und somit Symptome auf.
Nach der Entdeckung der beiden Hirnschädigungen durch Dr. Alois Alzheimer vergingen aber erst einmal viele Jahre, bis man sich erstmals wieder der Erforschung der Krankheit widmete.

Zusammenfassung:

- 2 Hirnschädigungen für Alzheimer nötig
- Ablagerung an Synapsen -> Senile Plaques -> außerhalb Zelle
- Tau-Protein bildet Bündel -> innerhalb Nervenzelle

WIE ENTSTEHEN ANDERE DEMENZEN?

Die Multiinfarktdemenz (vaskuläre Demenz) hat kleine Infarkte im Hirn als Grundlage. Durch Durchblutungsstörungen und damit einhergehenden Verengungen können Arterien verstopfen. Somit werden sie nicht mehr korrekt versorgt, geschädigt und sterben ab. Auch hier ist die eigentliche Funktion der Zelle dann nicht mehr gegeben.

Bei der Lewy-Körperchen-Demenz oder Lewy-Body-Demenz, kurz LBD, ballen sich die Lewy-Körperchen (a-Synukleine) in den Zellen zusammen. Kognitive Probleme und Bewegungsstörungen sind die Folge. Die Symptome wiederrum sind ebenfalls typisch für die Parkinson-Erkrankung. Damit ist eine Abgrenzung dieser beider Krankheiten kaum bzw. nur bedingt möglich. Allerdings haben Parkinsonpatienten laut wissenschaftlicher Erkenntnissen wohl ein wiederum erhöhtes Risiko, an Demenz zu erkranken.

Die CTE (Chronisch Traumatische Enzephalopathie) wird seit den 1920-er Jahren auch Boxer-Syndrom genannt. Neben Schädeltraumen aufgrund von Unfällen tritt diese Form sehr oft bei Sportarten, hauptsächlich Kontaktsportarten, auf. Es kommt hierbei, wie bei der Alzheimer-Demenz, zu einer erhöhten Anhäufung des Tau-Proteins in der Nervenzelle. Meist treten die ersten Symptome auch hier erst viele Jahre nach dem eigentlichen Ereignis auf.

Der Großteil der Alzheimer-Patienten ist bereits über 65 Jahre. In einigen wenigen Fällen treten erste Symptome aber auch schon in jüngeren Jahren auf. Auch seltene Fälle von Kinderdemenz mit ähnlichem Verlauf sind bekannt. Kinderdemenz ist ebenfalls nicht heilbar, aber auch nicht oder kaum therapierbar.

WELCHE WARNSIGNALE SOLLTE ICH ERKENNEN?

Unsere Zeit ist so schnelllebig, dass wir doch selbst oft das ein oder andere vergessen und uns dann manchmal fragen, ob das schon die ersten Anzeichen einer Alzheimer-Erkrankung sein könnten. Jeder hat sicher bereits einmal, wenn auch nur als Spaß, gesagt: „Ich glaube, ich werde dement" oder „Ich glaube, das ist schon Alz-heimer". Doch keine Angst, meist selektiert unser Gehirn nur wichtige und unwichtige Informationen selbstständig. Aber auch da kann es mal zu einer kurzeitigen Fehlfunktion kommen. Meist kommt die Erinnerung kurze Zeit später selbstständig wieder.

Hauptsächlich gelten Vergesslichkeit und Erinnerungsprobleme als erste Anzeichen für diese Erkrankungen. Allerdings in Bezug auf alltägliche Dinge. Normale Abläufe wie Kochen, Hygiene und Haushalt können nach und nach nicht mehr problemlos allein erledigt werden. Der Ablauf der Tätigkeitsfolgen entfällt und der Umgang mit Geräten und Materialien kann nicht mehr zugeordnet werden. Das Kurzzeitgedächtnis ist in den meisten Fällen schon recht früh betroffen. Dinge, die kurz zuvor noch gelesen, besprochen oder gesehen wurden, sind plötzlich entfallen. Fragen, die bereits gestellt und beantwortet wurden, werden erneut gestellt.

Termine werden vergessen, Gegenstände verlegt oder gar versteckt. Jedoch rückt die Erinnerung an das Versteck bzw. die Handlung selbst ins Vergessen. Weitere Hinweise können Orientierungsschwierigkeiten und Probleme mit der Verwendung und dem Wert von Geld sein. Wichtige Papiere wie der Personalausweis oder die Krankenkarte wirken fremd. Sah doch früher alles anders aus. Viele Patienten bekommen Probleme, Daten, Zeiten und Orte ins Verhältnis zu setzen. Sie verlieren den Bezug und das Verständnis darüber. Die Erkrankten haben Probleme, die richtigen Worte zu finden oder diese aufzuschreiben.

Die Bezeichnungen für gewisse Dinge sind einfach weg und die Handhabung des Schreibens nicht mehr bekannt. Sowohl die Konzentration als auch die Aufmerksamkeit nehmen ab, das Urteilsvermögen sinkt. Es kommt oftmals zu Stimmungsschwankungen und damit verbunden zu vollkommenen Persönlichkeitsveränderungen.

Vorweg friedliche und liebenswerte Menschen können einem plötzlich und vollkommen unerwartet aggressiv gegenübertreten. Es ist davon auszugehen, dass Patienten einige Symptome selbst anfangs noch mitbekommen und dadurch auch oft verwirrt oder ängstlich wirken. Wenn wir über dementielle Erkrankungen lesen, können wir in etwa nachvollziehen, was im Verlauf der Erkrankung geschieht. Ein dementiell erkrankter Mensch selbst wird das Verständnis darüber nicht mehr aufweisen können. Einige Menschen werden aufgrund der Symptome depressiv, ziehen sich zurück oder werden sogar bösartig. Beispiele könnte man hier seitenweise fortführen. Die Symptome können bei allen Patienten unterschiedlich stark ausgeprägt sein.

Sie müssen immer daran denken, dass die äußeren Reize, die wir tagtäglich erfahren, in einem Gehirn eines an Alzheimer erkrankten Menschen von

Tag zu Tag weniger verarbeitet werden können. Vergleichbar, aber spiegelverkehrt, sind diese Vorgänge mit der Entwicklung bei Babys. Ein Baby lernt im Laufe seines Lebens jeden Tag mehr und mehr dazu. Bei einem an Alzheimer erkrankten Menschen ist diese Entwicklung rückläufig. Vielleicht kennen Sie auch das Sprichwort „Wir kommen in Windeln, wir gehen in Windeln"?

Zusammenfassung:

- Vergesslichkeit alltäglicher Dinge
- Probleme bei Ausführung bekannter Vorgänge
- Sprachprobleme/Worte nicht finden
- Orientierungsprobleme in gewohnter Umgebung
- Gestörter Umgang mit Zahlen
- Verlegen/Verstecken von Gegenständen
- Stimmungsschwankungen
- Persönlichkeitsveränderungen
- Lustlosigkeit

WELCHE DIAGNOSTIKEN WERDEN ANGEWANDT?

Einen speziellen Test auf Demenz bzw. auf die jeweilige Form der Demenz gibt es bis heute immer noch nicht. Es ist seit vielen Jahren ein Zusammenspiel verschiedenster Diagnostiken. Da die Symptome der unterschiedlichen Demenz-Arten gleichzeitig auftreten können, ist eine hundertprozentige Diagnose eher schwer. Eine Demenz wird grundlegend erst dann offiziell als Diagnose angegeben, wenn die genannten Symptome über einen Zeitraum von mindestens 6 Monaten bestehen.

Auf einer Bescheinigung des behandelnden Arztes werden Sie dann die ICD F00 bis F03 dokumentiert bekommen. Die ICD ist eine amtliche und internationale Diagnosen-Klassifikation und steht für "International Statistical Classification of Diseases and Related Health Problems". Diese Diagnoseschlüssel finden Sie auch auf Krankenscheinen. Mit F00 wird die Diagnose Demenz bei Alzheimer angegeben. F01 steht für den Befund der vaskulären Demenz und die Codierung F02 für Demenz bei anderenorts klassifizierten Krankheiten. Letztere enthält die Formen der Demenzen, die weder der Alzheimer noch der vaskulären Variante zugeordnet werden können. Der Code F03 bezeichnet eine nicht näher bezeichnete Demenz. Dies bedeutet, dass zwar alle Demenzkriterien erfüllt sind, die Einordnung in den Gruppen F00, F01 oder F02 aber nicht möglich ist.

Wichtig ist, dass eine mögliche Erkrankung frühzeitig erkannt wird, um zumindest die bereits bestehenden Symptome behandeln, lindern bzw. verlangsamen zu können. In einigen Fällen kann mittels Psychotherapie versucht werden, zu erlernen, wie man mit der Situation umgehen kann und somit die Lebensqualität für einen gewissen Zeitraum etwas verbessert. Meist ist es aber so, dass Warnsignale viel zu spät und erst im Nachhinein als diese erkannt werden.

Wenn Sie bereits den Verdacht einer Alzheimer-Demenz oder einer anderen Form hegen, ob bei sich selbst oder bei einem Angehörigen, so sprechen Sie möglichst frühzeitig Ihren Hausarzt an. Dieser wird Sie dann womöglich weiter an einen Spezialisten überweisen. Im Internet angebotenen Selbsttests sind zwar nicht unbedingt schlecht, aber sehr mit Vorsicht zu genießen. Nehmen Sie daher bitte immer fachliche Hilfe in Anspruch! Neurologen bzw. Ärzte für Psychiatrie und Psychotherapie können neben ganz normalen Alterserscheinungen weitere Symptome erkennen. Im Idealfall kann Ihr behandelnder Facharzt ein fundiertes Wissen der Gerontopsychiatrie, der Alterskrankheiten, aufweisen. Denken Sie bitte daran, dass einzelne Tests und Untersuchungen keine konkrete Diagnose aufzeigen können. Erst nach vielen unterschiedlichen Tests, psychisch wie physisch, ist eine konkretere Aussage und somit Behandlung möglich. Dennoch kann es auch hier in seltensten Fällen zu Fehldiagnosen kommen. Mit Fortschreiten der Wissenschaft und Forschung sollte das Fehlerrisiko allerdings immer mehr abnehmen.

Bereits bei einem ersten Besuch beim Haus- oder Facharzt wird dieser sich einen ersten Überblick über die körperliche und geistige Fitness sowie dem allgemeinen Gesundheitszustand des Patienten machen. Hierbei ist es wichtig, bestehende und bekannte Erkrankungen zu berücksichtigen. Diverse Erkrankungen können, wie bereits anfangs erwähnt, Risikofaktoren darstellen. Die Einnahme bestimmter Medikamente kann sowohl Symptome hervorrufen, die denen einer dementiellen Erkrankung gleich kommen, als auch bestehende Symptome einer dementiellen Erkrankung stärker ausprägen oder den Verlauf gar beschleunigen. Zu den allumfassenden körperlichen Untersuchungen gehören auch verschiedene Labortests zur Anamnese. Bereits im Gespräch wird der behandelnde Arzt auf die

Konzentrations-fähigkeit, Orientierung und das Gedächtnis achten. Auch sollte der behandelnde Facharzt Rücksprachen mit Angehörigen halten und sich weitergehende Informationen über den Patienten einholen. Natürlich nur, falls dies überhaupt möglich sein sollte.

Ein einfacher Test, der sowohl in der medizinischen Praxis als auch zu Hause angewendet werden kann, ist der Uhrentest. Die betroffene Person muss dabei einen Kreis malen und die Ziffern und Zeiger korrekt einzeichnen. Treten hier bereits Probleme auf, so liegt eine dementielle Erkrankung nahe und es werden weitere neuropsychologische Tests angeordnet. Bei allen Tests werden gezielt das Erinnerungsvermögen, die Konzentration, die Orientierungs- und Merkfähigkeit untersucht. Auch einfache Rechen- und Schreibaufgaben werden in diese Tests einbezogen und können weiter Aufschluss geben. In Gesprächen werden ebenfalls mögliche Sprachstörungen, die nicht körperlicher Natur sind, kontrolliert. Zu den weiteren heute oft genutzten psychometrischen Tests gehören unter anderem der MMST, der DemTec, der TFDD und der SKT.

Der Mini-Mental-Status-Test, kurz MMST, ist ein Schnelltest, der bereits eine hohe Aussagekraft zur Diagnose geben kann. Beim MMST werden die kognitiven Fähigkeiten des Patienten mittels einfacher Fragen und Handlungsaufgaben ermittelt. Der Test beinhaltet Punkte zu den Themen Erinnerungsfähigkeit, Orientierung, Merkfähigkeit, Aufmerksamkeit sowie Sprache und Rechenvermögen. Der Test ist zeitlich auf 30 Minuten begrenzt und wird mit insgesamt 30 Punkten bewertet. Der DemTec-Test (Demenz-Detektions-Test) ist ein Test, der lediglich 8 Minuten dauert, aber schon frühzeitige Störungen der kognitiven Fähigkeiten zu Tage bringen kann. Der Test wird dem Alter des Patienten entsprechend angepasst. Es gibt Tests für Patienten bis und für Patienten über 60 Jahren.

Die erste Aufgabe beinhaltet die Wiederholung von vorgegebenen Wörtern. Im zweiten Schritt muss der Patient dann Zahlen und Zahlwörter umwandeln. Die dritte der Aufgaben nennt sich Supermarktaufgabe. Hier sollen die Patienten möglichst viele Dinge angeben, die ihnen einfallen, die es in einem Supermarkt zu kaufen gibt. Neben dem Erinnerungsvermögen über die angebotenen Artikel kann der Arzt hier auch die Wortflüssigkeit überprüfen. Im vierten und somit vorletzten Test muss der Patient eine vom Arzt vorgegebenen Zahlenfolge rückwärts wieder aufsagen. Der letzte Test ist dann eine Wiederholung der Wörter, die bereits im ersten Test verwendet wurden.

Beim TFDD, oder auch Test zur Früherkennung von Demenzen mit Depressionsabgrenzung, kann eine Punktzahl von 50 Punkten erreicht werden. Die Punktevergabe teilt sich auf in 20 Punkte für den Demenz- und 30 Punkte für den Depressionsteil. Dieser Test soll Demenzen und Depressionen voneinander abgrenzen, da die Sachlage hier oft nicht eindeutig ist. Der Test ist unterteilt in 8 Aufgabengebiete. Der TFDD und auch andere Tests sind als Vorlage im Internet zu finden, falls Sie sich über den Inhalt noch näher informieren möchten. Der Syndrom-Kurztest (SK) wurde von Hellmut Erzigkeit entwickelt und ist eigentlich nichts mehr als ein kurzer Leistungstest. Er dient nicht nur zur Diagnostik von Demenz, sondern zur generellen Bestimmung kognitiver Fähigkeiten. Der Test dauert zwischen 10 und 15 Minuten und beinhaltet 3 Aufgabengebiete zur Gedächtnisleistung und 6 weitere Aufgabengebiete für das Bestimmen von Aufmerksamkeitsproblemen sowie der Geschwindigkeit, mit welcher Informationen verarbeitet werden.

Verhärtet sich aufgrund der jeweiligen Ergebnisse der Verdacht einer Demenz, werden wiederum andere Untersuchungen eingeleitet. Eine Variante, um die Diagnose weiter einzugrenzen, ist die

Entnahme von Nervenwasser, dem sogenannten Liquor, aus der Lendenwirbelsäule. Befinden sich in einer bestimmten hohen Konzentration sowohl Tau-Proteine als auch Amyloid-Proteine in der entnommenen Probe, kann dies mit hoher Wahrscheinlichkeit auf eine Alzheimer-Erkrankung hindeuten.

Dank dem Fortschreiten der Technik können Fachärzte mittels bildgebender Untersuchungen auch in den Körper schauen. Hier können bereits andere Ursachen, wie Tumore, mittels CT (Computertomografie) oder MRT (Magnetresonanztomografie) ausgeschlossen werden. Eine vaskuläre Demenz (Multiinfarktdemenz) kann beispielsweise durch Ultraschall der Halsgefäße erkannt werden, hier zeigen sich Ablagerungen in den Blutge-fäßen. Gab es in der Familie bereits eine Häufung von Demenzerkrankungen, so sollte eine genetische Beratung und eine damit verbundene genetische Untersuchung in Betracht gezogen werden. Heutzutage kann ein Gentest recht deutlich aussagen, ob ein Mensch ein solch krankheitsauslösendes Gen in sich trägt oder nicht. Das muss aber nicht zwingend bedeuten, dass die Krankheit vor dem natürlichen Ableben des Patienten auch ausbricht.

Zusammenfassung:

- Vorstellung beim Hausarzt
- Überweisung an Spezialisten
- körperliche/gesundheitliche Untersuchungen
- Laboruntersuchungen
- bildgebende Untersuchungen
- diverse kognitive Spezialtests

WIE SEHEN DIE AKTUELLEN BEHANDLUNGSMÖGLICHKEITEN AUS?

Bei den medikamentösen Therapien werden hauptsächlich sogenannte Antidementiva verabreicht. Diese können im Anfangs- und dem mittleren Stadium oft die geistige Leistungsfähigkeit aufrechterhalten, indem sie Botenstoffe im Gehirn beeinflussen. Antidementiva sind unter anderem Glutamat-Antagonist Memantin und Acetylcholinesterase-Hemmer. Acetylcholinesterase-Hemmer werden verabreicht, um ein Enzym zu hemmen, das in unserem Gehirn den Botenstoff Acetylchlorin abbaut. Dieser Botenstoff ist aber für die Kommunikation zwischen den Nervenzellen notwendig und wird bei den Betroffenen in einer zu geringen Menge produziert. Die Leistungsfähigkeit für das Erinnern und

Denken im Allgemeinen sowie dem Lernen bleiben länger erhalten als bei gänzlich unbehandelten Patienten.

Das andere Antidementiva, Glutamat-Antagonist Memantin, blockiert im Hirn hingegen die Andockstellen, an denen sich ein weiterer Botenstoff festsetzt. Das Salz der Glutaminsäure, der Nervenbotenstoff Glutamat, ist ein ganz natürlicher Bestandteil in einem Großteil unserer Lebensmittel. Glutamat wirkt als Geschmacksverstärker und wird dadurch mittlerweile in der Lebensmittelindustrie sogar künstlich hergestellt. Bei vielen Alzheimer-Patienten ist die Konzentration dieses Botenstoffes im Blut erhöht. Durch die Erhöhung der Konzentration von Glutamat kommt es ebenfalls zur Schädigung und somit zur Zerstörung der Nervenzellen. Die Anwendung dieses Medikamentes findet zumeist im mittleren und späten Stadium der Krankheit statt.

Da Patienten, die in einem frühen Stadium von ihrer Krankheit erfahren, sehr oft depressiv und ängstlich werden, kommen auch oft Antidepressiva zum Einsatz. Diese sollen beim Patienten stimmungsaufhellend wirken. Neuroleptika wiederum finden Anwendung bei Patienten, bei denen im Zuge der Krankheit Persönlichkeitsveränderungen in Verbindung mit Aggressivität und Unruhe auftreten.

Auch auftretende Wahnvorstel-lungen und Sinnestäuschungen können so kurzzeitig gut behandelt werden. Allerdings können diese Medikamente starke Nebenwirkungen hervorrufen, sodass diese nicht langfristig zur Anwendung kommen können.

Neben den hier aufgeführten medikamentösen Behandlungen finden auch verschiedenste Therapien ihren Ansatz, um den geistigen und körperlichen Verfall der Leistungsfähigkeiten zu bremsen. Einige dieser Therapien können sowohl als Einzel- als auch als Gruppentherapie in Tages- oder Kurzzeitpflegeeinrichtungen angeboten werden. Aber auch außerhalb dieser Einrichtungen bieten Praxen diese Dienste an. Fachambulanzen, Ärzte, Krankenkassen und Selbsthilfeeinrichtungen sollten hierzu Auskunft geben können. Zu den Therapien zählen die Ergotherapie, Musik- und Kunsttherapie, die Aufarbeitung der eigenen Biografie, Realitätsorientierung und die Anpassung des Lebensumfeldes (Milieutherapie).

Zusammenfassung:
- Sekundäre Demenz = heilbar
- Primäre Demenz = nicht heilbar
- Krankheitsverlauf wird verlangsamt
- Medikamente
- Therapien

URSACHEN, RISIKEN UND PRÄVENTION

Über Ursachen und Risiken werden auch weit über 100 Jahre nach Entdeckung der Hirnschädigungen, die für Demenz bzw. Alzheimer ursächlich sein sollen, keine konkreten Festlegungen getroffen. Bis heute geht man davon aus, dass das Zusammenspiel vieler Risikofaktoren die Erkrankung auslöst. Konkrete Gründe und Auslöser sind bis heute ebenfalls nicht erforscht. So liest man sehr oft gänzlich unterschiedliche, aber dennoch höchst interessante Meinungen zu den verschiedensten Ursachen. Als mögliche Gründe bzw. Risiken sind sehr oft aufgeführt: Kopfverletzungen, Alkoholkonsum, ein niedriger Bildungsstand, Übergewicht, Bluthochdruck, Rauchen, Stoffwechselerkrankungen allgemein, Depressionen und ein Mangel an Bewegung sowie an sozialen Kontakten, sprich Vereinsamung.

Es gibt Patienten, bei denen durch eine Chromosomen-Störung möglicherweise eine Vererbung der Alzheimer-Demenz nachweisbar war. Allerdings konnte dies nur bei wenigen Fällen bestätigt werden. Forschungen haben bereits einen genetischen Risikofaktor feststellen können. Über die genaue Wirkungsweise scheint aber noch spekuliert zu werden. Das Gen des Eiweißes Apo-Lipoprotein, kurz ApoE, ist in 3 verschiedenen Varianten gefunden wurden. Dieses Protein ist in unserem Blut für den Transport des Cholesterins notwendig. Eine Variante soll demzufolge vor der Krankheit schützen, eine andere wiederum die Empfänglichkeit zur Auslösung der Krankheit fördern.

Schädel-Hirn-Trauma/Kopfverletzung

Wissenschaftler der Universitäten Washington und Aarhus haben verschiedene Daten ausgewertet. Dabei wurden Erkrankungen und Verletzungen von Patienten ca. 36 Jahre lang dokumentiert und bewertet. So ergab diese Auswertung ein um ungefähr 33 % erhöhtes Demenzrisiko bei extremen Traumata. Bei Gehirnerschütterungen stieg das Risiko auf ca. 17 %. Dabei haben die Wissenschaftler in diversen Studien herausgefunden, dass das Risiko, an Demenz zu erkranken, mit der Häufigkeit und der Intensität der Verletzungen einhergeht. Gerade bei sportlich sehr aktiven Menschen sollten daher frühzeitige und stetige Schutzmaßnahmen ergriffen werden.

Alkohol

Auch ein zu hoher und langanhaltender Alkoholgenuss kann eine dementielle Erkrankung zur Folge haben. Es wird geschätzt, dass in einem Vollrausch an die 10.000 Gehirnzellen absterben können. Alkohol ist ein Nervengift, das die Zellen schädigt. Langjähriger Alkoholmissbrauch kann demnach umfangreiche Hirnschäden nach sich ziehen. Alkoholkranke Menschen weißen oft Amnesien auf. Es treten sowohl retrograde als auch anterograde Amnesien auf. Retrograde Gedächtnisstörungen sind Erinnerungslücken oder –ausfälle in Bezug auf aktuelle bzw. neue Vorgänge. Anterograde Gedächtnisstörungen wiederum betreffen das Langzeitgedächtnis. Sehr oft können Symptome der dementiellen Erkrankung kaum von denen eines langjährigen Alkoholmissbrauches unterschieden werden. In beiden Fällen treten Erinnerungsproblematiken, Persönlichkeitsveränderungen, Orientierungsprobleme, Antriebslosigkeit, aber auch Depressionen auf. Motorische Störungen sind ebenfalls Folgen dieser Sucht. Ist die Hirnschädigung noch nicht zu weit fortgeschritten, besteht aber die Möglichkeit einer Selbstregeration, also Wiederherstellung, der Hirnzellen.

Alkohol in Maßen kann sich laut Studien aber auch positiv auswirken, allerdings bestehen hier auch Unterschiede zwischen dem weiblichen und dem männlichen Geschlecht. Rotwein enthält den Pflanzenstoff Resveratrol, der sich schutzwirkend auf den menschlichen Körper auswirken soll. Resveratrol kann sich demnach auf den Körper entzündungshemmend und auch antioxidativ auswirken. Amyloid-Plaques und Neurofibrillenbündel könnten möglicherweise reduziert werden.

Bildung

Wissenschaftler des University College London haben verschiedenste Faktoren untersucht, berechnet und ausgewertet. Hierbei kamen sie zu dem Ergebnis, dass eine gute Bildung das Gehirn sozusagen fit fürs Alter macht. Die psychische und physische Belastbarkeit sowie bestimmte Fähigkeiten werden dadurch erhöht. Die Hirnzellen sollten also ausreichend „Futter" erhalten, um gesund zu bleiben. Wiederum gegensätzlich hierzu findet man sehr oft ältere Patienten mit einem wiederum sehr hohen Bildungsniveau.

Blutdruck

Ein erhöhter Blutdruck kann zu Durchblutungsstörungen und somit zu Gefäßveränderungen führen.

Folgen hiervon sind kleine Schlaganfälle, Hirnblu-
tungen und Schädigungen. So genannte Mini-Schlag-
anfälle verstopfen die kleinsten Blutgefäße im Gehirn. Verbindungen zwischen den Nervenzellen
werden gestört, die betroffenen Regionen erhalten
weniger Sauerstoff und das Gewebe, sprich die Zellen, sterben ab. Auch bei Mikro-Blutungen kommt es
zu Schädigungen des Gewerbes im Gehirn. Die Leistungsfähigkeit wird beeinträchtigt. Ist der Blutdruck
zu hoch, können zudem kleinste Eiweißteilchen
durch die Zellwände gelangen und diese ebenfalls
absterben lassen.

Stoffwechselerkrankungen
Stoffwechselerkrankungen wie ein zu hoher Choles-
terinspiegel oder Diabetes werden von Wissenschaftlern als eine primäre Ursache für die Entste-
hung von Demenzen gesehen. Über die Hinter-
gründe kann man aber bis heute nicht genau Auskunft geben. An Diabetes erkrankte Patienten haben
beispielsweise ein doppelt so hohes Risiko, an Demenz zu erkranken, als gesunde Menschen.

Depressionen
Depressionen und Demenz können gegenseitig ursächlich sein. So haben Menschen mit Depressionen
ein erhöhtes Risiko, an Demenz zu erkranken.

Wiederum erkranken demente Patienten aufgrund der schwierigen Symptomatik vor allem im frühen und mittleren Stadium an Depressionen.

Bewegungsmangel

Andere Studien haben Bewegungsmangel mit ca. 21 % als eine mögliche Hauptursache von Demenzen belegt. Dabei ist grundsätzlich zu sagen, dass ein Bewegungsmangel natürlich Übergewicht und Gefäßerkrankungen hervorrufen kann. Die Studien fanden heraus, dass bei körperlicher Tätigkeit in Form von Bewegung der Botenstoff Irisin freigesetzt wird. Durch sportliche Aktivitäten zum Beispiel wird dieser Stoff in den Muskelzellen gebildet und gelangt über den Blutkreislauf ins Gehirn. Ob allerdings noch weitere Botenstoffe daran beteiligt sind, ist auch an dieser Stelle noch nicht endgültig belegt. Klar und deutlich bestätigt ist jedoch der positive Effekt auf die körperliche Fitness.

Wie kann man also einem potenziellen Ausbruch dieser Krankheit im Alter vorbeugen? Hierbei gibt es kein Rezept. Aktuell sind die Maßnahmen lediglich Richtlinien, die zu einer gesunden Kopf-Körper-Fitness hinführen sollen.

Zusammenfassung:

- Alter
- Gene
- Vorerkrankungen
- ungesunde Ernährung
- Bewegungsmangel
- Vereinsamung

Leben mit Alzheimer

BEISPIELE DER AUSWIRKUNGEN EINZELNER SYMPTOME

Die der Alzheimer-Demenz zuordbaren Symptome können bei jedem Patienten unterschiedlich stark ausgeprägt sein. Oft ist auch ein Zusammenspiel der einzelnen Symptome bei einer genaueren Betrachtung erkenn- und nachvollziehbar. Die Ausprägung kann unter anderem abhängig sein von Erlebnissen in der Vergangenheit des Patienten, speziell in der Kindheit oder frühen Jugend. Dies wird ganz darauf ankommen, welche Erinnerungen noch abrufbar sind. Aber auch vom Umgang mit den Betroffenen. Ein Bespiel gefällig?

Annelie Schmidt wurde in den 30-er Jahren als eines von 10 Kindern in einer ländlichen Region Deutschlands geboren. Mit 11 Jahren verlor sie durch die Luftangriffe der Alliierten ihren Vater und musste von diesem Tag an ihre kranke Mutter unterstützen. Um die Familie zusätzlich mit Grundnahrungsmitteln zu versorgen, nahm die junge Annelie mit nur 13 Jahren eine Anstellung als Magd bei einem Bauern an. An Schule war für das Mädchen damit nicht mehr zu denken.

Etwas später erhielt sie dann eine besser bezahlte Arbeit, allerdings mit einem Arbeitsweg von jeweils 2 Stunden zu Fuß. Aber auch das schaffte sie. In den darauffolgenden Jahren heiratete Annelie und bekam insgesamt 6 Kinder. Einen Haushalt mit so vielen Kindern und einem sowohl kranken als auch alkoholabhängigen Mann zu führen, war bei weitem nicht einfach. Sie kümmerte sich um die Familie, den Haushalt und ging auch noch arbeiten. Die Familie musste schließlich versorgt werden. Es gab Tage, an denen sie nachts kaum mehr als 1-2 Stunden schlafen konnte, um ihren Aufgaben gerecht zu werden.

Annelie war bereits Anfang 80, als bei ihr die ersten Anzeichen deutlich wurden. Doch die meisten Symptome waren für ihre Angehörigen nicht erkennbar. Sind wir nicht eine der ersten

Generationen, die sich damit auseinandersetzen müssen? Annelie fing an, nachts Geräusche wahrzunehmen, und war zunehmend der Meinung, dass sich Fremde in ihrem Haus aufhielten. Zeitweise übernachteten dann auch ihre Angehörigen im Haus, konnten diese Auffälligkeiten aber nicht feststellen. Immer wieder verlegte sie in den nächsten Monaten ihre Geldbörse und war der Meinung, bestohlen worden zu sein. Sowohl die Geldbörse selbst als auch Geldscheine wurden immer öfter im gesamten Haushalt gefunden. In Schränken zwischen der Kleidung oder gar fein säuberlich eingerollt in Makkaroni. Auf der Wiese lagen zeitweise Unmengen an Orangen, mit denen sie versuchte, die Nachbarskatze zu füttern.

Bei Besuchen ihrer Angehörigen zeigte sie beim Kaffeetrinken oft nach draußen auf die Bäume. Dort sah sie wohl fremdaussehende Vögel, die durch ihre Schnäbel Teerfäden spannen. Alzheimer-Patienten, die einen Krieg miterlebt haben, sehen auch oft Menschen aus der alten Zeit, Soldaten oder Gefangene. So kann es sein, dass sie plötzlich Soldaten sehen und sich verstecken. Auch Annelie sah diese oft und sagte ihren Angehörigen sofort, dass Vorsicht geboten sei, denn Soldaten würden in der Hecke liegen. Sie zeigte in diesen Situationen in den Garten ihres Hauses und beschrieb genau, was sie sah. Nur konnte niemand ihre Wahrnehmungen bestätigen. Diese Wahnvorstellungen und Halluzinationen treten sehr oft bereits sowohl am Anfang als auch in der Mitte der Alzheimer-Demenz auf.

Irgendwann nach vielen dieser wirren Situationen stand für die Familie dann aber fest, dass da etwas nicht stimmen kann. Annelie wurde also von ihrem behandelnden Hausarzt gründlich untersucht. Nach diesen Untersuchungen und einigen Tests war die Diagnose deutlich belegbar: Annelie leidet an Alzheimer-Demenz.

Mittlerweile war ihr Gedächtnisverlust so weit fortgeschritten, dass sie nicht mehr wusste, wo sie wohnte und auch Angehörige teilweise nicht mehr erkannte. Das anfangs nur das Kurzzeitgedächtnis betroffene Schwinden des Erinnerungsvermögens weitete sich schleichend immer weiter aus. Wie eben auf einer Speicherkarte, von der jeden Tag ein kleiner Teil an Daten unwiderruflich gelöscht wird. Auch Annelie ging es so. Außerdem war sie, abgesehen von kurzen Schlafphasen, eigentlich putzmunter. Sie litt an Schlaflosigkeit.

Auch Schlafmangel soll ein Bauteil der Ursachen für Demenzen sein und somit zur weiteren Verschlechterung des Zustandes der Erkrankten beitragen. Meist erkennen Alzheimer-Patienten ihre aktuellen Wohnräume nicht mehr als die solchen an. In ihrem Langzeitgedächtnis sind aber noch Erinnerungen an die Wohnung und den Ort enthalten, in denen sie als Kind zu Hause waren. Annelie machte sich also in unserem Beispiel auf den Weg „nach Hause", schließlich warten da ihre Mutter und die Geschwister auf sie. Da Alzheimer-Patienten keine zeitliche Orientierung haben und auch die witterungsbedingten Verhältnisse nicht mehr einschätzen können, wird der Erkrankte einfach loslaufen.

Annelie verließ also die Wohnung in einer sternenklaren Winternacht nur im Schlafanzug und ohne passendes Schuhwerk. Sie machte sich auf in Richtung Heimat und lief und lief. Dann stand sie plötzlich mitten in der Nacht auf einer tagsüber stark befahrenen Straße, umgeben von Wald und Feldern. In der Dunkelheit war kaum etwas zu erkennen und auch der Ort selbst war für sie fremd. Wir wissen, es ist eine sehr gefährliche Situation für Annelie und eventuell auch gänzlich Unbeteiligte. Sie wusste das aber nicht. Ihr ist dafür die Wahrnehmung verloren gegangen. Kleine Kinder lernen zum Beispiel erst im Laufe der Zeit einzuschätzen, was gefährlich ist und was nicht.

Was, wenn ein Auto sie zu spät erkannte?

Verkehrsmittel und ähnliches wurden von ihr nicht als Gefahr wahrgenommen. Somit kann es sowohl zu Verkehrsunfällen als auch zu Hitzschlägen oder Erfrierungen des Patienten kommen. In den letzten Jahren wurden viele Straßen und Landschaften, Häuser und Geschäfte umgebaut. Für einen Demenzkranken eine angsterregende Situation. Alles ist ihnen fremd. Diese „Ausflüge" können durch innere Unruhe oder einen Bewegungsdrang auftreten. Solange demente Patienten körperlich in der Lage dazu sind, werden sie ihren Weg gehen, was auch immer sie dazu bewegen mag.

Wenn in diesem Stadium die Demenz von Angehörigen noch nicht erkannt wurde oder der Erkrankte allein lebt, kann es also schnell gefährlich werden. Aber selbst mit einer 24-Stunden-Betreuung durch Angehörige kann man diese Situation nicht zu 100 % verhindern. Denn auch Angehörige müssen schlafen oder andere alltägliche Dinge erledigen. Ein Baby oder Kleinkind würden Sie ja auch nicht allein und unbeaufsichtigt lassen. Oft genügt nur ein Moment der Unachtsamkeit und der Demenzkranke ist verschwunden. Es gab sogar bereits Situationen, in denen körperlich sehr eingeschränkte Erkrankte auf einmal weg waren.

Nun haben Nachbarn und Angehörige den

nächtlichen Ausflug von Annelie bemerkt und wollten ihr zu Hilfe eilen. Eigentlich sehr verständlich,
wir als Angehörige wissen ja, auf wen wir zugehen,
und wollen schließlich nur das Beste. Doch Annelie
wollte sich von den fremden Menschen nicht helfen
lassen, sie kannte sie nicht bzw. erkannte sie nicht
mehr.

Für Annelie waren die Menschen, die im Dunkel
der Nacht mit ihr sprachen, Fremde, vielleicht ja sogar Feinde. Die Angst, an einem unbekannten Ort mit
unbekannten Menschen zu sein, kann viel in einem
Menschen auslösen, Gesunden wie Kranken. Durch
die Angst und das Misstrauen, das sie den Fremden
gegenüber hegte, wurde sie aggressiv und versuchte
sich zu wehren. Sie beschimpfte ihre eigenen Angehörigen und Nachbarn. Annelie wollte nur in Ruhe
gelassen werden, sie wollte ja schließlich nur nach
Hause gehen. Die Fremden sollten doch einfach wieder verschwinden. Ein Angehöriger nahm sie fein-
fühlig und liebevoll am Arm, um sie nach Hause zu
führen. Doch Annelie fing an, zu schreien und um
sich zu schlagen. Sie fühlte sich weiterhin bedroht
und angegriffen.

Diese Situation könnte sich nun in zwei mögliche Richtungen weiter entwickeln. Zum einen wird
der Erkrankte weiter in seinem aggressiven und

ablehnenden Verhalten agieren oder Sie schaffen es, den Betroffenen aus der Situation heraus zu holen. Bleibt die erste Situation bestehen, wird es notwendig werden, den Rettungsdienst zu informieren und sich Hilfe zu holen.

Die Wahrscheinlichkeit wird hoch sein, dass der Erkrankte dann vorerst mittels verschiedener Medikamente ruhiggestellt wird und in ein Krankenhaus zur weiteren Behandlung bzw. zur Neueinstellung der Medikamente eingeliefert wird. Es kann aber auch möglich sein, dass Sie es schaffen, mit viel Verständnis und Hilfe den Erkrankten wieder in das Haus oder die Wohnung zu bekommen. Vorerst! Denn diese Situation kann zu jederzeit und immer wieder auftreten.

Die Erkrankten leben in ihrer ganz eigenen „alten" Welt. Holen Sie den Betroffenen dort nicht raus, leben Sie mit ihm, im übertragenen Sinne. Denn dies könnte ihm zusätzliche Sicherheit bieten.

JULIA SOMMERFELD

WO KANN ICH MICH ALS ANGEHÖRIGER INFORMIEREN?

Gegenwärtig werden sich die meisten Angehörigen, die den Verdacht einer Alzheimer- oder generell einer dementiellen Erkrankung bei einem ihrer Verwandten oder Bekannten hegen, wohl als erstes im Internet einlesen. Hier findet man ein wahres Sammelsurium an Artikeln, Studien und speziellen Internetseiten für Betroffene und deren Angehörige. Was hier aber auffällt, sind sehr oft gegenteilige Erkenntnisse. Daher ist mit diesen Informationen sehr vorsichtig umzugehen. Natürlich ist Information aber dennoch sehr wichtig und unumgänglich.

Sollte der Verdacht sich erhärten, folgt meist als erster Schritt der Gang zum Hausarzt. Sowohl der Hausarzt als auch Spezialambulanzen und Krankenkassen können Ihnen ebenfalls weiterführende Informationen zur Verfügung stellen.

Im Internet oder beim Arzt erhalten Sie die Rufnummer des sogenannten Alzheimer-Telefons. Hier können Ihnen speziell geschulte Mitarbeiter Auskunft zum Thema Alzheimer geben. Mittlerweile wie die Kommunikation und Fragestellung auch per Mail angeboten. Damit sind Information und Nachfragen auch jederzeit von zu Hause aus möglich.

Fast überall gibt es bereits Selbsthilfegruppen und Nachbarschaftshilfen. Hier finden Sie Menschen, die Sie unterstützen und mit denen Sie sich über Erfahrungen austauschen können. Einigen Angehörigen oder Betroffenen selbst tut es auch manchmal gut, jemandem sein Herz einfach nur ausschütten zu können.

In diesen Zusammenkünften steht man sich mit Tipps sowie Rat und Tat zur Seite. Besonders Gespräche mit gut informierten Angehörigen können Ihnen auf dem weiten Weg durch die Demenz sehr hilfreich sein.

Viele Krankenkassen bieten auch kostenlose Informationsveranstaltungen zu jeglichen Themen in Bezug auf die Altersdemenz und anderen dementiellen Erkranken an. Oft ist aber eine vorherige Anmeldung dazu erforder-lich. Sie sollen durch diese Kurse mit der Krankheit vertraut gemacht werden. Man möchte Ihnen damit Wege aufzeigen, wie Sie das Leben mit einem an Alzheimer-Demenz erkrankten Angehörigen meistern und Ihr eigenes Privatleben möglichst auch noch ansatzweise genießen können. Die Betreuung einer dementiell erkrankten Person, ohne die Vernachlässigung der eigenen Familie, ist für den Pflegenden ein Drahtseilakt, wenn nicht alle an einem Strang ziehen.

Gegenwärtig sind auf dem Markt bereits viele Sachbücher und Ratgeber zum Thema Demenz erhältlich. Auch Literatur, geschrieben aus der Sicht eines Betroffenen oder eines Angehörigen, sind sehr lesenswert. Viele Dinge werden Sie hier wohl wiedererkennen und dann vielleicht auch besser einordnen können.

Zusammenfassung:
- Internet
- Literatur
- Haus- und Fachärzte
- Krankenkassen
- Selbsthilfegruppe
- spezielle Vereinigungen

WIE GEHE ICH MIT ALZHEIMER-PATIENTEN UM?

Der tägliche Umgang mit an Alzheimer erkrankten Menschen ist gewiss nicht einfach und setzt ein gewisses Maß an Empathie und Einfühlungsvermögen voraus. Mit fortschreitendem Verlauf der Krankheit wird fast jeder an eine Stelle kommen, die psychisch und emotional extrem belastend sein kann. Der Krankheitsverlauf ist eine sehr große Herausforderung, sowohl für den Erkrankten als auch für die Angehörigen. Einige Familien zerbrechen sogar daran, weil der pflegende Angehörige kaum noch Zeit für sich und seine Mitmenschen haben wird. Hier gilt es, Verständnis dem Pflegenden gegenüber aufzubringen und zu unterstützen.

Vielleicht fällt Ihnen der Umgang mit einem Alzheimer-Patienten leichter, wenn Sie sich in jeder Situation fragen: „Wie würde ein Kleinkind oder Baby reagieren und agieren?". Bereits in den bisherigen Informationen als auch in den folgenden wurde und wird immer wieder ein Vergleich zu Babys aufgezeigt.

Die vier wichtigsten Punkte im Umgang mit Erkrankten sind Ruhe, Geduld, Verständnis und ganz viel Liebe.

Egal in welcher Situation, gehen Sie ruhig und

besonnen mit dem Erkrankten um. Reden Sie langsam, laut und stets deutlich. Untermalen Sie jede Ihrer Aussagen mit der entsprechenden Mimik und aussagekräftigen Gestiken. Wiederholen Sie möglichst Aussagen mehrmals. Das schult das Erinnerungsvermögen und der Betroffene kann, je nach Krankheitsfortschritt, die Information besser aufnehmen. Führen Sie Gespräche über die Vergangenheit. Lassen Sie sich erzählen, wie es früher war und an was sich der Erkrankte noch erinnert.

Wichtig ist es auch, Menschen in Ihrer direkten Nachbarschaft über die Situation zu informieren. So können Missverständnisse vermieden und gefährliche Situationen unter Umständen frühzeitig unterbunden werden. In einer guten Nachbarschaft passt man auch gern aufeinander auf und hilft sich gegenseitig.

Wie bereits erwähnt, kommt es sehr oft vor, dass Betroffene aggressiv werden und ihnen nahestehende Menschen beschuldigen, beispielsweise wertvolle Dinge entwendet zu haben. Durch das Verstecken und Verlegen von Gegenständen wird es immer wieder zu Misstrauensvorwürfen kommen. Versuchen Sie sich diese Vorwürfe nicht anzunehmen. Streiten und diskutieren Sie nicht mit dem Erkrankten. Idealerweise schaffen Sie es, das Gespräch zu verlassen und das Thema zu wechseln, oder Sie stimmen den Aussagen einfach zu, je nachdem, ob es die Situation zulässt. Da die geistigen Fähigkeiten des Erkrankten nicht mehr vorhanden sind und das Gehirn ihm somit einen Streich spielt, werden Sie mit Diskussionen nie zu einem gemeinsamen Ziel finden.

Schauen sie besonders im Anfangsstadium und der mittleren Phase, wenn der Patient meist noch in einer ihm bekannten Umgebung lebt, dass sich das Wohnumfeld dafür auch eignet. Eine kindersichere minimalistisch eingerichtete Wohnung ist von Vorteil. Es sollten nur die notwendigsten Dinge vorhanden sein. Dadurch kann ein Erkrankter sich leichter zurechtfinden.

Im Badezimmer beispielsweise sollten nur die wichtigsten Dinge vorhanden sein und das auch ausschließlich in einfacher Ausführung. Ein großes Handtuch oder ein Bademantel zum Abtrocknen nach dem Duschen oder Baden. Ein kleines Handtuch am Waschbecken, Handseife, Haarbürste oder Kamm, Zahnputzbecher mit einer einfachen Zahnbürste und Zahnpaste sowie Toilettenpapier im Badezimmer genügen. Verzichten Sie ebenfalls auf Dekorationen.

Diese lenken ab und bringen Unruhe in das Gehirn. In einem bestimmten Stadium wird der

Erkrankte nicht mehr unterscheiden können, welche Dinge, die er sieht, überhaupt nützlich sind. Auch kleine Kinder versuchen, weil sie es noch nicht anders wissen, sich beispielsweise mit einem Löffel die Haare zu kämmen.

Was nützen unterschiedliche Kämme und Bürsten, wenn man damit nichts mehr anzufangen weiß? Mit einer kindersicheren Umgebung ist gemeint, dass die häuslichen Gegebenheiten ebenfalls stolper-, stoß- und fallsicher sein sollten. Gefahrenquellen wie Herd, elektronische Geräte, spitzkantige und scharfe Gegenstände sollten möglichst gesichert oder gar entfernt werden.

Auch wenn uns das sicherlich allen schon einmal passiert ist, der vergessene Topf oder die Pfanne auf der angeschalteten Herdplatte kann lebensgefährlich werden. Alzheimer-Patienten benötigen, genau wie kleine Kinder, feste Tagesabläufe und Strukturen. Veränderungen können sie belasten. Sie kommen mit ihnen völlig unbekannten Situationen und sich ständig ändernden Abläufen sehr schlecht klar. Beziehen Sie die Person in den normalen Alltag so gut wie möglich mit ein und geben Sie ihm, dem Krankheitsfortschritt angepasste, kleine Aufgaben. Gemeinsame praktische Arbeiten im Haushalt oder gemeinsame Hobbys geben einem Erkrankten noch ein Gefühl der Zugehörigkeit. Es zeigt ihnen, dass sie noch gebraucht werden. Erfolgserlebnisse und Belobigungen stärken das Selbstbewusstsein und können ab und zu bei allen Beteiligten ein Lächeln ins Gesicht zaubern.

Nehmen Sie den Erkrankten auch mit zu Spaziergängen, zum Einkaufen oder kleineren Familienfeiern. Lassen Sie ihn möglichst noch recht lang am sozialen Leben teilhaben. Allerdings sollten Sie darauf achten, dass der Erkrankte mit der Situation wiederum auch nicht überlastet wird. Zu viel Lärm, zu viele Menschen und Hektik oder Aufregung können dazu führen. Beobachten Sie in solchen Situationen das Verhalten genau und ziehen Sie sich notfalls mit dem Erkrankten wieder zurück.

Vergewissern Sie sich, ob genügend Flüssigkeit und Lebensmittel zu sich genommen werden. Gerade das Trinken gerät sehr schnell in Vergessenheit und durch den Flüssigkeitsmangel wird oft der Grundstein für Folgeerkrankungen gelegt. Nicht selten kommt es daher auch gerade bei dementiell erkrankten Menschen zu Nierenschädigungen oder gar Nierenversagen, weil nicht genug Flüssigkeit aufgenommen wurde. Auch eine tägliche und gründliche Körperhygiene ist sehr wichtig. Lassen Sie den Erkrankten so lange wie möglich selbstständig die eigene körperliche Reinigung durchführen. Später werden auch Sie dabei etwas helfen müssen.

Im Verlauf der Krankheit werden Sie die komplette Körperpflege irgendwann übernehmen müssen oder einen ambulanten Pflegedienst involvieren, solange der Erkrankte noch in häuslicher Umgebung lebt. Da die Körperhygiene ein sehr intimes Thema ist, müssen Sie gründlich abwägen, ob Sie sich dies zutrauen oder lieber in fachliche Hände abgeben wollen. Was hätte der Erkrankte an dieser Stelle bevorzugt?

Einige Menschen schämen sich auch, wenn sie von ihren eigenen Kindern gewickelt werden müssen. Andersherum war das als Kind doch eine selbstverständliche Handlung. Kein kleines Kind schämt sich, wenn es von den eigenen Eltern gewickelt wird. In solch einer Situation wäre wohl die fachliche Hilfe durch ein ambulantes Pflegeunternehmen angebracht. Wenn wir uns im Zuge einer Untersuchung vor einem Arzt frei machen müssen, so ist es den meisten Menschen weniger unangenehm. Liegt es doch im Aufgabengebiet des Arztes. Die Schamgrenze hierbei liegt oft weitaus niedriger.

Bitte nehmen Sie die Aussagen und Bedenken des Erkrankten stets ernst und zeigen Sie Respekt vor seinen Gefühlen. So wirr diese Ihnen auch zeitweise erscheinen mögen. Auch Alzheimer-Patienten haben Gefühle, können diese aber meist nicht in der uns bekannten Form äußern. Einfühlsamen und emphatischen Menschen wird dies, wie bereits erwähnt, einfacher fallen als anderen. Gerade in der letzten Phase, in der ein Großteil der Betroffenen bereits bettlägerig ist, sollten Sie ihm eine Beschäftigung anbieten. Ein flackernder Bildschirm kann hier zeitweise Abhilfe schaffen. Dies ist aber nicht oder nicht mehr bei allen Patienten der Fall. Andere genießen es, einem Radio zu lauschen, eine bekannte Musik zu hören oder Geschichten und Hörbüchern zu folgen.

Auch der Tastsinn wird sehr lange noch funktionieren und das sollte genutzt werden. Verwenden Sie beispielsweise einen Sinnespfad für die Füße. Bei einem Sinnespfad laufen Sie bzw. der Erkrankte barfuß über verschiedenste Oberflächen und Materialien. Hierdurch kann der Tastsinn geschult werden. Vielen Patienten bereitet diese Wahrnehmung eine große Freude. Sinnespfade kann man im Internet käuflich erwerben oder gestalten Sie ihn doch einfach selbst. Nutzen Sie auch die Natur. Unsere Sinne können auch direkt vor der Haustür herausgefordert werden. Lassen Sie den Erkrankten über eine Wiese laufen, mit den Füßen im Sandkasten graben oder kaltes Wasser berühren. Laufen Sie durch eine Pfütze, wie mit einem kleinen Kind.

Sehr oft wird in Verbindung mit dementiellen Erkrankungen auch vom Nesteln gesprochen. Doch was ist das? Nesteln bedeutet so viel wie sich an etwas mit den Fingern zu schaffen machen. Unsere Finger können bis zum Schluss der Krankheit meist noch gut genutzt werden. Viele Erkrankte fangen aber unbewusst schon zeitig an, zum Beispiel ständig am Saum, der Tischdecke oder anderen Materialien „herumzufummeln". Was bleibt einem bettlägerigen, geistig kaum noch anwesenden Menschen sonst noch? Gönnen Sie ihm ein klein wenig Abwechslung.

Hier haben Sie die Möglichkeit, sogenannte Nestel- oder Demenzdecken zu nutzen. Nesteldecken werden auch bei Babys angewandt, da diese ihren Tastsinn sowie alle anderen Sinne erst einmal schulen müssen. Verschiedene Stoffe, Verschlüsse, Knöpfe, Anhänger und Kordeln lösen beim Erkrankten Reize aus. Schauen Sie, ob Sie eine Decke finden, die Materialien oder Gegenstände enthält, die dem Erkrankten bekannt vorkommen. Das Erkennen solcher Dinge wird für den Alzheimer-Patienten für Freude sorgen, auch wenn Sie ihm dies wahrscheinlich kaum ansehen werden.

Zusammenfassung:
- verständnisvoller Umgang
- ruhige Behandlung
- aussagekräftige Sprache
- Stress vermeiden
- Teilhabe am sozialen Leben
- Bewegung
- Beschäftigung
- keine Diskussionen
- nicht schuldig fühlen bei Auseinandersetzungen
- Sicherheit aller sollte an erster Stelle stehen!

DIE SACHE MIT DEM GEWISSEN

Wie Sie erfahren haben, ist eine dementielle Erkrankung der Alzheimer-Form noch nicht heilbar. Die Verschlechterung des körperlichen und geistigen Zustandes kann und wird lediglich verlangsamt und hinausgezögert. Man geht von einer Krankheitsdauer von 3 – 20 Jahren aus, also durchschnittlich 8 - 10 Jahre. Jahre, in denen Sie zusehen müssen, wie sich das Krankheitsbild eines Menschen mehr und mehr verschlechtert und man sich fühlt, als seien einem die Hände gebunden.

Diese Zeit, gerade zum Ende hin, ist sowohl für

den Patienten als auch für den Angehörigen sehr kräftezehrend. Der größte Teil der Angehörigen wird irgendwann vor dem Problem stehen, die Situation nicht mehr bewältigt zu bekommen. Was tun? Eine einzelne Person kann eine 24-Stunden-Betreuung nicht gewährleisten, das haben wir hier bereits erfahren. Denn unser Körper ist keine Maschine, die rund um die Uhr wach, verfügbar und einsatzbereit ist. Doch die Pflege eines Alzheimer-Patienten ist nun mal ein Vollzeitjob und selbst die Aufteilung der Aufgaben wird oft unterschätzt. Nicht selten leiden dann das Berufs- sowie das private und soziale Leben des Pflegenden. Suchen Sie sich möglichst von Anfang an Unterstützung, das Leistungsspektrum kann mit Fortschreiten der Krankheit gerade im Pflegebereich gut angepasst werden.

Fast niemand möchte sich mit dem Gedanken auseinandersetzen müssen, seine Lieben in ein Alten- oder Pflegeheim „abzuschieben". Doch stellen Sie sich die Frage, ob Sie der Situation und den Aufgaben gewachsen sind und sein werden, egal in welchem Stadium der Krankheit sich der Angehörige befindet.

Gesunde Menschen und Patienten, die sich noch im Anfangsstadium befinden, sollten möglichst selbst festlegen, wie die Pflege im späteren

Krankheitsverlauf gewünscht wird. Allerdings muss hier eine realistische Einschätzung der Situation durch den Patienten noch möglich sein. Natürlich kann diese Handhabung, entsprechend den Lebensumständen, nicht immer zu 100 % gewährleistet werden. Aber ein grober Fahrplan unterstützt die dann betroffenen Angehörigen sehr. Somit entlastet der potenziell Pflegebedürftige bereits frühzeitig seine Lieben. Doch die Entscheidung, einen Menschen in ein Heim zu geben, ist sehr schwer und moralisch ein großer Kampf. Manche Menschen zerbrechen regelrecht daran, können ebenfalls depressiv werden und machen sich wieder und wieder Vorwürfe es nicht geschafft zu haben.

Wägen Sie genau ab, ob eine eigenständige Betreuung durch die Familie jederzeit gewährleistet werden kann. Auch Sie können krank werden. Gerade körperlich noch recht mobile Patienten neigen dazu, handgreiflich zu werden, körperliche Gewalt anzuwenden oder mit Gegenständen zu werfen. Sie laufen einfach los, um ihnen altbekannte Orte oder Menschen zu besuchen. Dies kann jederzeit, Tag und Nacht passieren. Gerade für „Ausreißer" kann dieses recht häufige Symptom gefährlich werden, wie wir bereits am Beispiel von Annelie erfahren durften. Fragen Sie sich bitte, ob Sie das in einer solchen

Situation verantworten könnten.

Anfangs ist die zeitweise Betreuung in einer speziellen Tagespflegeeinrichtung eine gute Idee, um als Pflegender auch einmal durchatmen zu können und eigene Aufgaben zu erledigen. Wie oft Sie den Erkrankten in die Einrichtung schicken, bleibt dabei meist Ihnen selbst überlassen. Fast alle Tagespflegeeinrichtungen sind so ausgestattet, dass der Patient morgens abgeholt und nachmittags zu einer bestimmten Zeit wieder nach Hause gebracht wird. Die Patienten werden hier größtenteils geistig und körperlich durch Spiele und Therapien abgelenkt und zusätzlich gefördert. Gespräche mit anderen Patienten im gleichen Alter tragen außerdem zum Wohlbefinden bei.

Viele der Patienten weigern sich anfangs noch, dieses Angebot anzunehmen, und fühlen sich abgeschoben. Sicher kennen Sie diese Reaktion von kleinen Kindern beim ersten Besuch einer Kindertageseinrichtung. Doch unsere Kinder geben wir mit gutem Gewissen in die Kita oder Krippe. Und auch wenn es fast immer anfangs Tränen gibt, Spaß und Förderung erleben die Jüngsten wie die Alten allemal.

Setzen Sie die „Abgabe" eines Alzheimer-Erkrankten in eine entsprechende Pflegeeinrichtung nicht mit einem „Abschieben" im negativen Sinne gleich. Oft ist dies der letzte Weg, um die geistige und körperliche Gesundheit des Patienten und der Angehörigen zu schützen. Sehen Sie es nicht als Schwäche, wenn Sie feststellen müssen, dass Sie die Pflege überlastet. Eine Selbsterkenntnis, selbst wenn sie negativ ausfällt, sollte in diesem Falle eher als eigene Stärke wahrgenommen werden.

Sollten Sie vor dem Schritt stehen, Ihren Angehörigen in ein Heim geben zu müssen, dann machen Sie sich frühzeitig kundig. Heimplätze sind rar und Pflegepersonal Mangelware. Informieren Sie sich im Bekanntenkreis oder im Internet über die Bewertungen und Erfahrungen der einzelnen Angebote. Was von außen gut ausschaut, muss nicht immer gut sein. Es ist eben nicht alles Gold, was glänzt. Mittlerweile gibt es schon Einrichtungen, die sich speziell auf an Demenz erkrankte Menschen spezialisiert haben und dementsprechend ausgerüstet sind. Das Personal ist auf die Eigenheiten und die Medikation dieser Erkrankungen geschult und kann weitaus zielgerichteter damit umgehen. Legen Sie Wert auf ein abgeschlossenes Haus oder Grundstück, sonst kann es passieren, dass der Erkrankte schnell abhandenkommt. Auch Pflegekräfte können nicht rund um die Uhr für jeden Bewohner gleichzeitig da sein.

Die Wartezeit auf einen freien Platz kann unter Umständen Monate dauern. Teilweise kann diese aber mittels Kurzzeitpflege überbrückt werden.

Wichtig ist, dass Sie auch nach dem Einzug Ihres Angehörigen in eine Pflegeeinrichtung für diesen da sind und regelmäßige Besuche zur Gewohnheit werden lassen. Leider hört man sehr oft, dass Menschen nur abgeschoben werden und selten oder überhaupt keinen Besuch erhalten. Ganz nach dem Motto „aus den Augen, aus dem Sinn". Und ja, wenn man sich oft in solchen Einrichtungen aufhält, kann man dieses Gefühl vermittelt bekommen. Eine Wertung darüber sollte jeder Mensch für sich vornehmen. Fragen Sie sich, was Sie in der Situation als Patient erwarten und sich wünschen würden.

Zusammenfassung:
- möglichst frühzeitig für eigenen Fall vorsorgen
- private und fachliche Hilfe annehmen
- zeitige Anmeldung in Pflegeeinrichtungen
- eigene Belastungsgrenze im Blick behalten
- zusammenhalten
- füreinander da sein!

Welches Resümee können wir ziehen?

Die Alzheimer-Demenz ist für uns alle eine nicht richtig greifbare und aktuell noch unheilbare Erkrankung, mit deren stetig wachsender Ausbreitung wir auch in den kommenden Jahren zu tun haben werden. Niemand scheint davor geschützt. Trotz ausreichend guter Informationen und Leitfäden kann es jeden Menschen treffen. Mit einer gesunden und bewegungsreichen Lebensweise könnte man das Risiko wahrscheinlich senken.

Eine Diagnose verschiedener Demenzformen ist mittlerweile durch umfangreiche Untersuchungen und Tests möglich. Es gibt aber auch Ausnahmen, die nicht zu 100 % zuzuordnen sind. Eine frühe Diagnose der Alz-heimer-Demenz kann zu einer rechtzeitigen Behandlung durch Medikamente und Therapien den Krankheitsverlauf verlangsamen und somit zu einer längeren positiven Lebensqualität beitragen. Achten Sie daher bereits frühzeitig auf geistige Veränderungen der Mitmenschen in Ihrem Lebensumfeld und lassen Sie diese umgehend ärztlich abklären.

Scheuen Sie sich niemals, fachliche Hilfe anzunehmen. Lassen Sie sich von Therapeuten und Pflegeeinrichtungen unterstützen, aber seien Sie immer für den Demenzkranken da. Gerade in der letzten Phase kann niemand genau sagen, welche Eindrücke die Erkrankten noch wahrnehmen und verarbeiten. Nichts ist für einen Menschen schlimmer, als allein mit sich und seiner Krankheit gelassen zu werden.

Herstellung und Verlag:

BoD – Books on Demand, Norderstedt

ISBN: 9783752674415

© Julia Sommerfeld 2020

1. Auflage

Kontakt: Psiana eCom UG/ Berumer Str. 44/ 26844 Jemgum

Covergestaltung: Fenna Larsson

Coverfoto: depositphotos.com